MANUAL DE
BELLEZA BÁSICA

MANUAL DE BELLEZA BÁSICA

FELICIA BELTRÉ

2007
SANTO DOMINGO, REPÚBLICA DOMINICANA

Número de Control de la Biblioteca del Congreso de EE. UU.:   2015920581
ISBN: Tapa Blanda   978-1-5065-1099-6
                                Libro Electrónico   978-1-5065-1098-9

Información de la imprenta disponible en la última página.

Fecha de revisión: 29/02/2016

Para realizar pedidos de este libro, contacte con:
Palibrio
1663 Liberty Drive
Suite 200
Bloomington, IN 47403
Gratis desde EE. UU. al 877.407.5847
Gratis desde México al 01.800.288.2243
Gratis desde España al 900.866.949
Desde otro país al +1.812.671.9757
Fax: 01.812.355.1576
ventas@palibrio.com
728637

ÍNDICE

AGRADECIMIENTO

A Dios, por la salud física y mental.

A mi Madre Flora Beltré, por su colaboración y apoyo.

Al Sacerdote Ángel Palacio, por haber logrado que se me asignara la beca en la academia Miss Key *(1974)*

A las personas que debo mi formación de especialista en belleza:

Academia Miss Key (1974), Academia Josefina Jiménez (1980), Y a los demás profesionales de la Cosmetología que por medio de Seminarios, cursillos, etc., colaboraron con mi formación.

"Con Dios todo es posible"

Felicia Beltré

INTRODUCCIÓN

Este manual le proporcionará un buen entrenamiento básico de belleza. Con un buen contenido práctico y teórico, que le permitirá adquirir los conocimientos necesarios para ejercer la profesión de especialista en belleza.

Con el apoyo de un buen facilitador y mucha práctica e interés podrá lograr independencia económica al insertarse a la comunidad laboral, con la mejor preparación y en el menor tiempo posible.

> *"He sido una mujer afortunada en la vida nada me fue fácil."*
>
> **Sigmund Froud.**

CAPITULO I

1.1 BREVE RESEÑA HISTÓRICA

Los griegos fueron los primeros que defendieron el uso de los productos de belleza de forma doméstica.

Estos productos tenían una composición sobre todo de aceite extraído de plantas y flores.

Los aceites perfumados se aplicaban después del baño o de los masajes. Los colores negros y azules tenían preferencia en el maquillaje de la época.

El primer laboratorio de cosmetología y medicina se fundó en el siglo XVI (16) en Italia, desde donde continúo evolucionando y propagándose como el estudio de la estética y la belleza hasta nuestros días. Grecia fue la civilización de la belleza.

ACTITUDES Y CUALIDADES: Vocación: Es la inclinación natural de las personas por una determinada profesión o actividad. La vocación debe ir acompañada de esfuerzo, constancia, perseverancia y de espíritu de sacrificio. Puede surgir de forma espontánea como también se puede aprender.

1.2 DEFINICIONES

Cosmetóloga: Es una persona calificada con licencia para practicar el arte de embellecer.

La Ética Profesional: Es la ciencia que de manera rigurosa orienta las actuaciones del individuo en el terreno de la honestidad, encaminada a lograr una función humana que corresponda a la práctica del bien. (José A. Solié Gatón Pág. 11).

Ética Cosmetológica: Es mostrar una conducta adecuada, de respecto, honradez y cortesía para con su patrón, clientes y compañeros de trabajo

Para mostrar una buena conducta con ética debe cumplir con las siguientes reglas:

- Adquirir buenos conocimientos.
- Cuidar su reputación.
- Ser cortes y educado.
- Cuidar su vocabulario.

- Cuidar su imagen.
- Tener pulcritud al vestir.
- Ser leal y honrada.
- Ser puntual.
- Ser respetuoso.

Conductas que denotan falta de ética:

- Hablar en voz alta.
- Decir malas palabras.
- Fumar encima del cliente.
- Mostrar falta de aseo.
- Usar ropa de mal gusto.
- Criticar a los colegas (chisme).
- Escuchar música muy alta.
- Bebidas alcohólicas en el salón.

1.3 ESTERILIZACIÓN

Esterilizar: Acción de destruir los gérmenes patógenos que hay o puede haber en algunos casos. Es el proceso por el cual eliminamos las bacterias dañinas.

Infecciones producidas por bacterias en el cuero cabelludo, las uñas, y la piel son transmisibles, se contagian de un cliente a otro, cuando utilizamos alicates de cutícula, peines, cepillos o toallas sin esterilizar.

Existen difer entes tipos de esterilización.

- Al vapor.
- Rayos ultravioleta.
- Agentes químicos como son: cloro, alcohol, formol entre muchos otros. La esterilización con alcohol es la más común en los salones de belleza.
- Instrumentos de manicura: Se

Sumergen en una solución de alcohol.

- Las manos de la especialista: se deben lavar con jabón o alcohol antes y después de un trabajo o tratamiento.

1.3.1 Higiene Es la ciencia que trata de la prevención de enfermedades y la conservación de la salud.

La higiene personal: La cosmetóloga por el hecho de trabajar directamente con el cliente, debe estar en óptimas condiciones de salud.

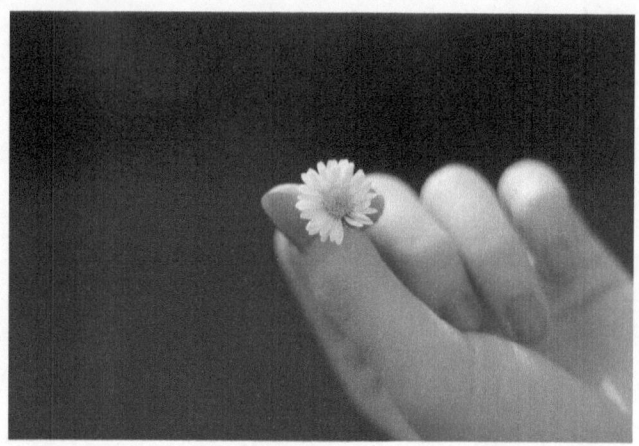

La salud y la belleza van de la mano, la salud se refleja en el pelo, la piel, los ojos. Por tanto la cosmetóloga debe cuidar su salud.

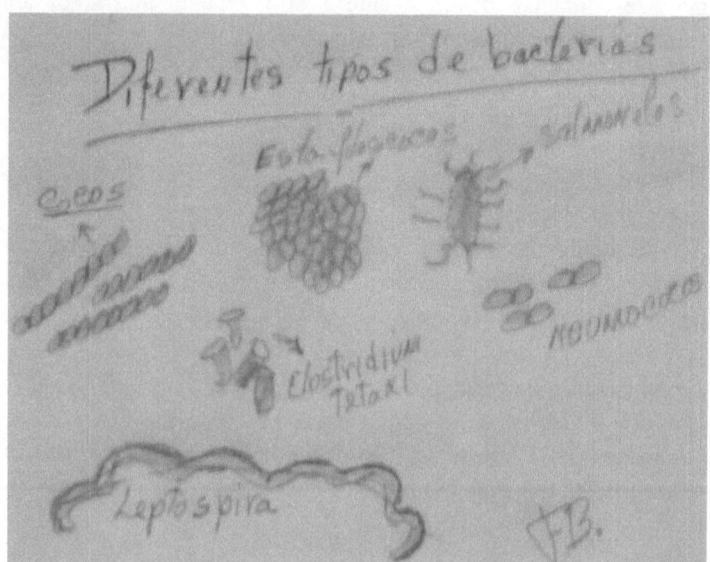

1.3.2 Bacteriología: Es la ciencia que estudia las bacterias.

Bacterias: Son microorganismos (pequeñitos) formados por una sola célula, que solo se pueden ver con un microscopio.

Se clasifican en:

Cocos – bacilos cocos – estreptococos entre otros.

Se clasifican en patógenas y no patógenas.

Las no patógenas: Son beneficiosas al organismo.

Las patógenas: Son las que producen enfermedades que se transmiten de una persona a otra.

La espora: Es una capa protectora que desarrollan las bacterias para protegerse.

1.4 LA MANICURA Y PEDICURA

1.4.1 La palabra manicura, se deriva del latín **"manus"** = mano y **"cura"** = cuidado.

La manicura: Es el embellecimiento de las manos y las uñas tanto para hombres como para mujeres.

Pasos para hacer una manicura:

Se debe leer la etiqueta de todos los productos que van a ser utilizados, las manos deben estar limpias, no olvide esterilizar los instrumentos a utilizar y son necesarios los siguientes utensilios:

- Alicate de cutícula (Nipper)
- Jabón de Mano
- Toallitas
- Esmaltes
- Tijerita
- Pulidor
- Piedra
- Guayo
- Escudilla
- Algodón

- < Acetona
- < Toalla
- < Cepillito
- < Alcohol
- < Corta uñas
- < Brillo (Cutex)
- < Separador dedos
- < Lima de cartón
- < Envase para agua
- < Empujador cutícula
- < Lima de metal
- < Palito naranja
- < Ablandador de cutícula
- < Crema bálsamo o mentolada

El propósito de una manicura es mejorar la apariencia de las manos y las uñas. La carrera de cosmetología se inicia con la manicura, sus uñas deben ser ejemplo de belleza y buen arreglo.

Las Uñas: Son cubiertas protectoras en forma de escamas (duras) que se encuentran en las puntas de los dedos de las manos y los pies. Las uñas crecen aproximadamente un octavo (1/8) de pulgadas por mes.

UÑAS SANAS

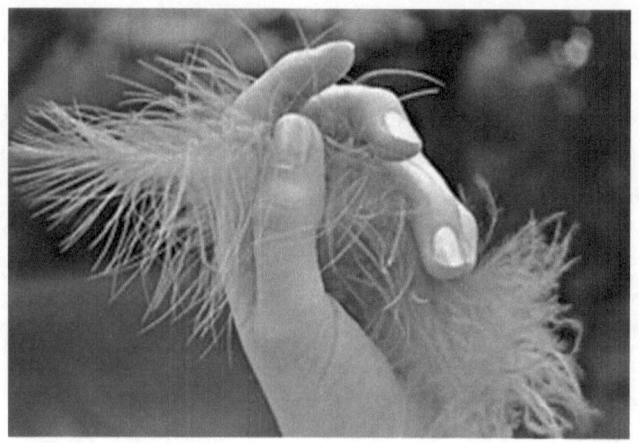

Factores que retardan el crecimiento de las Uñas:

- Mala nutrición
- Enfermedades de las uñas por hongo.
- Lecciones de la matriz.

FORMACIÓN DE UNA UÑA

- Cuerpo
- Borde libre
- Raíz

A. Matriz proliferante
B. Surco ungueal **C.** Cara dorsal
D. Cara ventral
E. Eponiquio
F. Cutícula
G. Lámina ungueal
H. Sustancia córnea plantar
I. Lecho ungueal

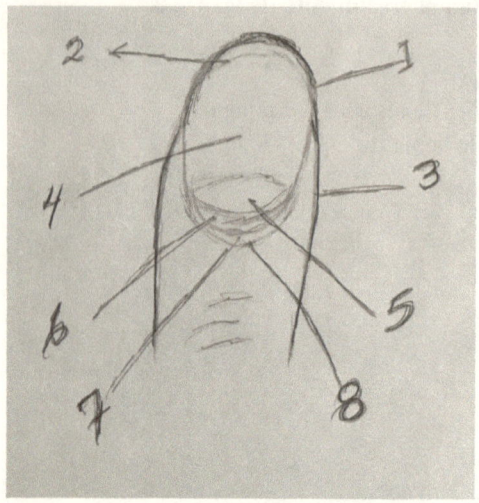

1. Borde de la uña
2. Línea amarilla
3. Borde lateral
4. Lámina ungueal
5. Lúnula
6. Cutícula
7. Eponiquio
8. Repliegue dorso ungueal

Cutícula: Piel muerta que se desarrolla en el contorno de la uña.

Trastorno de las Uñas.

Los Padracitos: son pedacitos o pellejos en los extremos de los dedos de la uña, se producen por resequedad. Se corrige con manicura de aceite y con un corte cuidadoso del mismo.

Uñas Azules: reflejan problemas de circulación (Corazón).

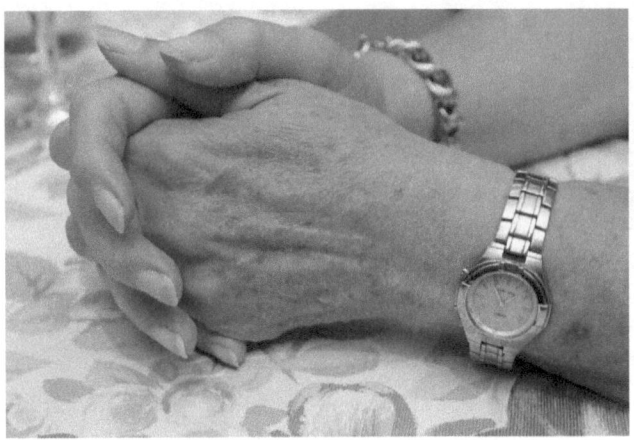

Los tipos de más comunes son: Cuadradas

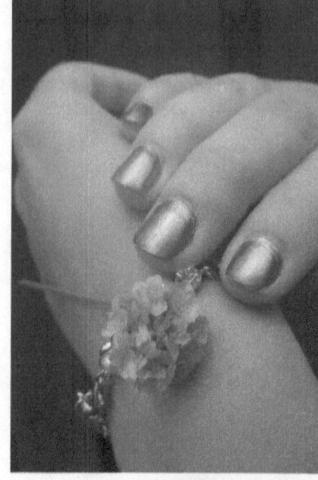

Cuadradas

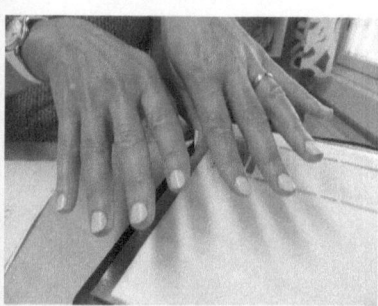

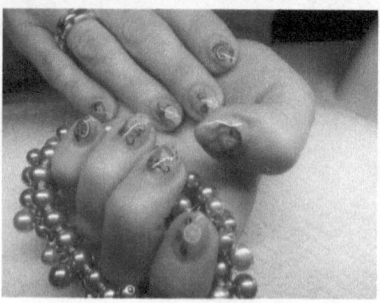

Redondas

Puntiagudas

Pico Cotorra

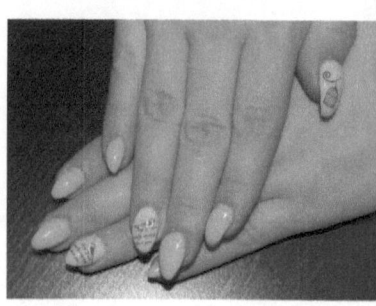

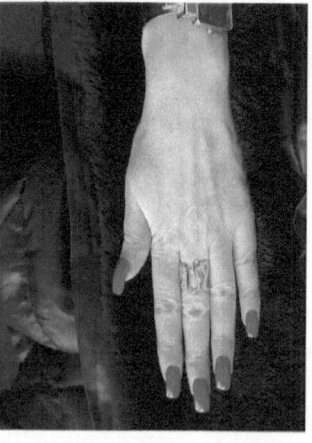

PASOS PARA HACER UNA BUENA MANICURA

1. Desinfectar las manos del cliente y las nuestras con alcohol.
2. Examinar las manos y las uñas.
3. Consultar al cliente (si las quiere cortas, largas, cuadradas etc.)
4. Se debe empezar por la mano izquierda y el dedo meñique.
5. Quitar el esmalte con acetona.
6. Limar las uñas (al gusto del cliente).
7. Se introducen las manos en agua jabonosa.
8. Se continúa con la mano derecha haciendo el mismo proceso.
9. Continuar aplicando a la primera el ablandador de cutícula.
10. Empujar la cutícula con el palito de naranja.
11. Procederá a cortar la cutícula con mucho cuidado.
12. Se cepillan las uñas suavemente.
13. Se secan las manos.
14. Se aplica la crema para masaje.
15. Con el palito de naranja y un poco de algodón se quita el residuo de crema de los dedos.
16. Los masajes deben ser en círculo y hacia arriba.
17. Se aplica la base.
18. Se le aplica el color (cutex).
19. Se aplica por último el secante.
20. La conversación debe ser amena y provechosa.

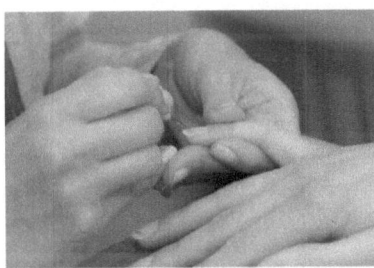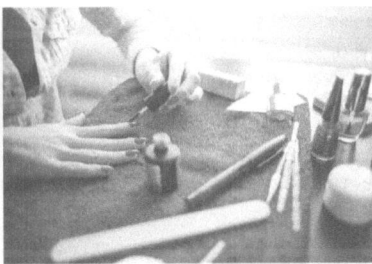

Las siguientes gráficas nos muestran la forma de masaje para una manicura. Nótese la forma en círculo o rotativa de cada paso.

FORMAS DE MASAJES PARA UNA BUENA MANICURA

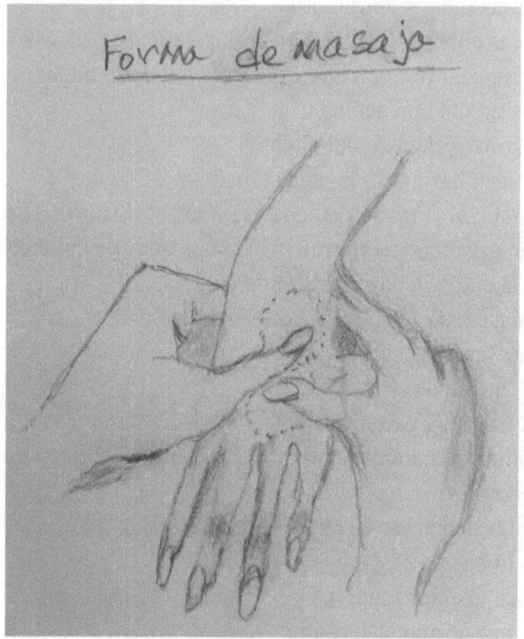

Figura No. 1

1.4.2 La pedicura es el cuidado y embellecimiento de los pies y uñas. En latín significa **Ped** = pies; **cura** = cuidado.

Los pasos para una pedicura son los mismos que en la manicura con la diferencia de que el corte y lima de las uñas de los pies debe ser siempre cuadrada y que no pase del borde del dedo, con esto evitamos que se entierren.

PASOS PARA REALIZAR LA PEDICURA

1. El agua debe ser preferiblemente tibia.
2. Eliminar las células muertas o cayo con un guallito.
3. Pasar piedra pómez.
4. Los masajes con movimientos más firmes y de movimientos más amplios hacia arriba.
5. Ponerle los separadores para pintar las uñas.
6. Aplicar el cutex o esmalte deseado.
7. Aplicar el secante.

"Los secantes son más comunes en spray y en esmaltes."

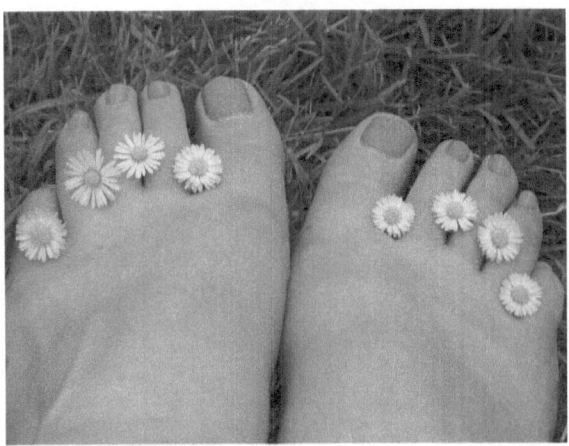

Los masajes en la pedicura son de mucha importancia, porque estimulan la circulación de la sangre y por consiguiente relajan los músculos dando una sensación de descanso.

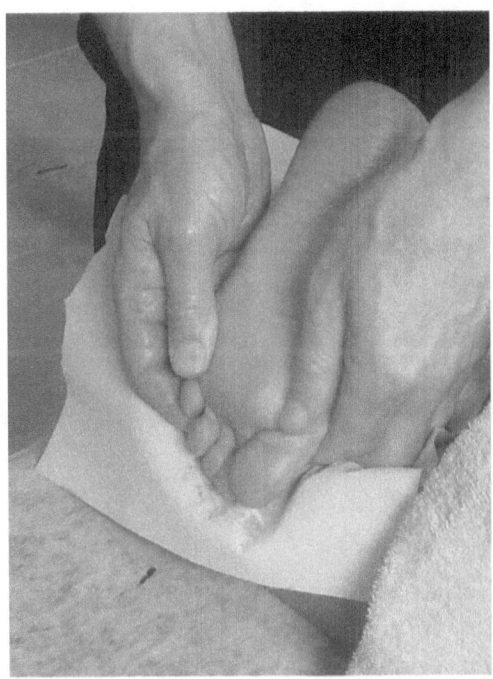

CAPITULO II LAVADO Y TRATAMIENTO

2.1 EL CABELLO

La tricología: Se encarga del estudio del pelo.

El pelo: es una fibra delgada anexa a la piel y el cuero cabelludo, no contiene nervios, su proteína principalmente es la queratina.

La melanina: Es una sustancia que se encarga de dar color al cabello.

2.1.1 DIVISIÓN DEL PELO

El Pelo se divide en: **Raíz y Tallo**

El tallo: Es la parte que sale de la piel por medio del folículo (tubo por donde sale la hebra).

La Raíz: Es la parte interna, debajo de la piel.

¿DE DÓNDE SALE EL PELO?

El pelo varía según la raza del individuo. Los tipos más comunes de pelo son:

- Lacio o (redondo).
- Ovalado.
- Rizado (plano o achatado).

Al crecer toma la forma y dirección del folículo. Cada hebra tiene un folículo encerrado en la raíz.

Bulbo: Es la parte más gruesa tiene forma de botón.

Papilas: Tienen forma de botella, están situadas al final del folículo, cerca de ésta se encuentra el abastecedor de sangre y nervios que son los que producen el crecimiento y reproducción del pelo.

Las pestañas y las cejas no crecen igual porque no contienen un músculo llamado erecto, que se encuentra en el folículo.

El pelo se reemplaza o cambia de 2 – 5 años, asegurando algunos que es cada 4 años, por hebras nuevas.

Esto ocurre mediante un proceso lento en el que usted encuentra pelos en la almohada o cuando se cepilla el cabello. Se pierden aproximadamente de (50 a 80 hebras) por

Las glándulas sebáceas del cuero cabelludo son las que se encargan de producir el cebo que lubrica, suaviza, flexibiliza y da brillo al pelo y al cuero cabelludo.

Factores que estimulan o afectan el crecimiento del pelo:

- Los masajes que damos cuando aplicamos un tratamiento.
- Una buena dieta.
- Buena circulación sanguínea
- Perturbación emocional.
- Algunos tratamientos de uso común en el mercado.

2.1.2 Existen varias partes de nuestro cuerpo que no producen esta grasa o cebo.

- Palma de las manos.
- Planta de los Pies.
- Los labios
- Los parpados.

Las canas: son la pérdida progresiva de la sustancia llamada melanina y a la presencia de aire en el folículo.

El pelo mojado se puede estirar de 40 a 50 veces su largo normal, esto se debe a la elasticidad. La elasticidad nos puede indicar la salud real del pelo o cabello procesado. La cantidad o abundancia aparente o real del pelo depende de su color.

El pelo rubio tiende a tener mayor cantidad de hebras. $P1 = 140,000$.

El pelo negro aunque tiene apariencia de ser más abundante solo tiene $N = 108,000$.

El castaño tiene aproximadamente

$C = 110,000$.

Aparte de la elasticidad, también se puede observar su salud, por medio del tacto y la vista.

- La textura (grueso) - Porosidad - y la elasticidad.

- La textura: es el grado de espesor del pelo, grueso a delgado o fino que varía según la raza.
- La raza Negra: fino y medio grueso teniendo la característica de alambre.
- Raza Amarilla: textura gruesa
- La Blanca: Fina y media
- La porosidad: es la capacidad que tiene el pelo de absorber la humedad.

2.2 LAVADO DE CABEZA

El lavado de cabeza es importante no solo porque limpia el pelo y cuero cabelludo sino también porque estimula la circulación de la sangre y por ende, vigoriza el cuero cabelludo y estimula el crecimiento.

El lavado de cabeza: Se debe recomendar de acuerdo a la necesidad del pelo, si es un cabello grasoso, seco o normal. De esto también dependerá las veces con la que se debe lavar.

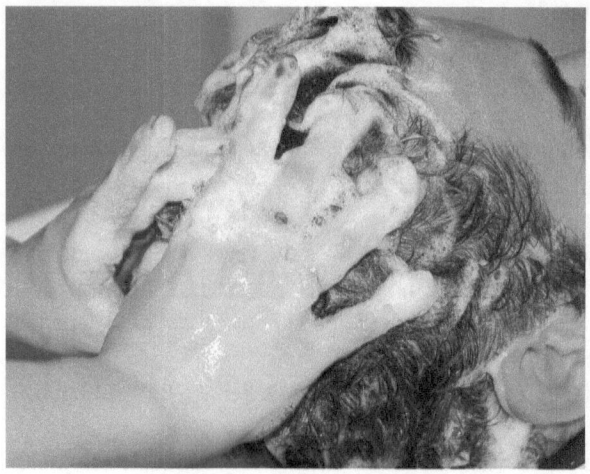

El pelo y cuero cabelludo normal: Se debe lavar una vez a la semana para evitar que se reseque y se quiebren las hebras.

El pelo y cuero cabelludo de normal a graso: Se debe lavar 2 veces por semana. El graso de 2 a 3 veces por semana preferiblemente con agua fría, el agua caliente estimula las glándulas sebáceas.

2.3 MATERIALES A USAR

-   2 toallas
-   Shampoo y Rinse
-   Peinilla o peine grande para desenredar.
-   Capa plástica
-   Peine de palito para enrolar
-   Cepillos varios tamaños
-   Redecillas y orejas para el secador
-   Secador de mano (otros)
-   Pinchos – pinzas.

2.3.1 Los pasos a seguir para un lavado de cabeza son los siguientes:

-   La clienta debe sentarse cómodamente.
-   La toalla se coloca alrededor del cuello, de atrás hacia adelante.
-   Se coloca la capa plástica sobre la toalla, así se evita que el cliente se moje o ensucie.

Procedimiento:

Moje el pelo comenzando por la punta de abajo hacia arriba o trate de interrumpir parcialmente el agua con sus dedos, de esta forma se evita que el frío del agua se sienta de golpe al mojar la cabeza.

Coloque las manos en forma de capa para evitar que el cliente se les moje el rostro.

Aplique el shampoo, dando masaje con las yemas de los dedos y en forma circular en toda la cabeza.

2.3.2 Lavado Básico:

El Shampoo: Limpia el pelo y cuero cabelludo. Se debe elegir de acuerdo al tipo de pelo, normal seco o graso.

El Rinse: Desenreda el pelo le da brillo y suavidad.

Ambos deben sacarse con abundante agua porque no solo dañan el pelo (lo pudren), sino que además producen caspa.

2.4 CUIDADO DEL CABELLO

Un cabello saludable crece aproximadamente 1.25 centímetros

(½ pulgadas) al mes.

Si el pelo no está saludable o en condiciones óptimas su crecimiento será más lento.

A pesar de que el cabello no es un cuerpo vivo, es un factor determinante en el aspecto o apariencia física. El cabello representa el 50% de su apariencia general.

Cada hebra de cabello se compone de tres partes:

1. Folículo piloso
2. Bulbo pilosa
3. Bulbo

4. Papila
5. Raíz del pelo
6. Glándula sebácea

7. Músculo erector
   - **La corteza**
   - **La cutícula**
   - **La medula**

1. Capa de huxley
2. Capa de Henle
3. Médula
4. Corteza/cortex
5. Cutícula

2.5 ENEFERMEDAD DEL CUERO CABELLUDO

Entre los desórdenes y enfermedades del cuero cabelludo las más comunes son: **La Caspa, y la Tiña.**

La Caspa (Seborrea): Es la presencia de escamas blancas en el cuero cabelludo acompañadas de picazón. Pueden ser de dos tipos: Capas seca y grasas.

2.5.1 Causas que Provocan la Caspa

(Seborrea):

- Mala circulación
- Estreñimiento
- Mal enjuague en el lavado de cabeza
- Infección por hongo
- Falta de higiene.

2.5.2 LA TIÑA

Es una infección provocada por hongos, se puede contagiar de un cliente a otro. Cuando se usa peine, cepillo o toalla sin esterilizar.

Se caracteriza por ausencia de pelo en el área de la infección.

2.5.3 Enfermedades del Pelo y Cuero

Cabelludo más Comunes:

- Alopecia areata,
- Alopecia por enfermedad, por herencia,
- Pediculosis capitis y
- Calvicie.

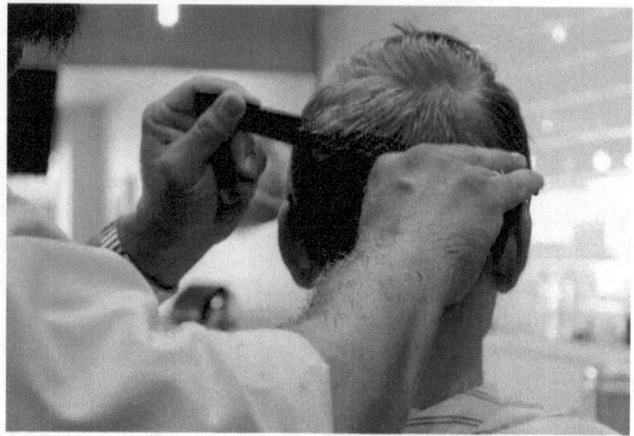

Alopecia Areata: es la caída de pelo en forma de círculo que reaparecerá luego de curar la enfermedad. Esta está muy relacionada con desordenes emocionales, fiebre alta y algunos medicamentos.

La caída del pelo o calvicie tienen otra causa, por edad, prematura, (Calva), mala alimentación, Tiña (hongo) (sífilis, la terapia en enfermedades de cáncer, entre otras.

Hirsutismo: Es una condición anormal que se caracteriza por un aumento de pelo en la mejilla, labio superior, pecho y espalda, pueden ser genético o por desórdenes glandulares (tiroides), tumores, ovarios y en el embarazo etc.

Pediculosis Capitis (Piojos) Parasitos contagiosos. Se reproducen muy rápido, producen picazón. Se curan con pomadas, cremas y productos especializados.

Canicies Proceso de decoloración producida por factores congénitos o albinismo a consecuencia de la edad.

Calvicie inicial

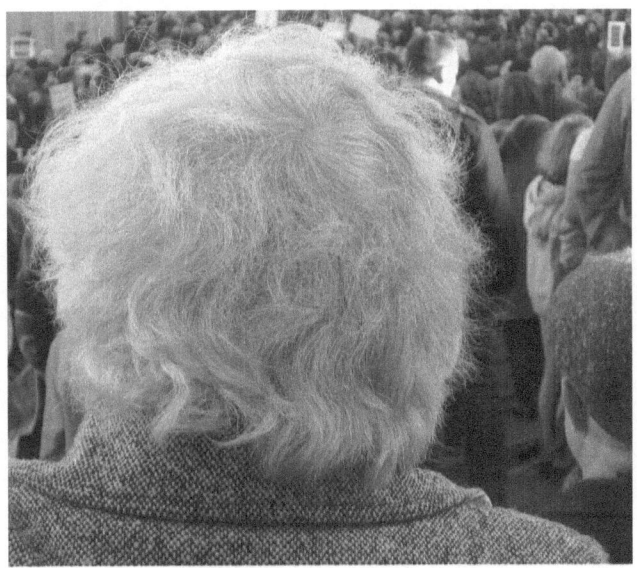

2.6 TR ATAMIENT OS PELO Y CUERO CABELLUDO

Tienen como objetivo conservar la salud y belleza del pelo y cuero cabelludo y estimular la circulación de la sangre. Se pueden adquirir en el mercado.

2.6.1 Los tratamientos de la caspa: Son productos especializados para prevenir y combatir la formación de la caspa.

El Acondicionador: Se aplica después del shampoo, y su uso depende sobre todo del tipo de cabello del cliente. Se deben leer

Existen diferentes tipos y marcas. Combaten la resequedad, protegen el pelo de la contaminación del ambiente, como: el sol, la sales del agua, el exceso de blower etc. El uso continuo e incorrecto de los

Pueden ser instantáneos, en aceite, crema etc. Los tratamientos intensivos se deben aplicar aproximadamente de 15 a 20 minutos.

Existen diferentes tipo de tratamientos de aceite: Se denominan intensivo porque son muy buenos para: la caída del pelo, acelerar el crecimiento y para el pelo reseco con horquetillas.

Los tratamientos generalmente se aplican con el pelo seco, se deben dejar aproximadamente de 15 a 20 minutos, masajear ampliamente el cuero cabelludo y se debe colocar un gorro plástico o vaporizador sobre la cabeza si lo tiene.

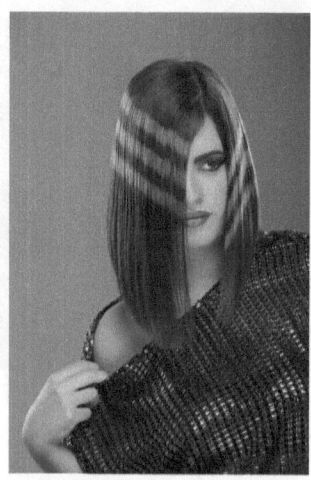

Se debe retirar con abundante agua antes de proceder a dar el shampoo. Los masajes deben ser con las yemas de los dedos y en forma circular.

CAPITULO III

3.1 BIOLOGIA

Biología: Es la ciencia que estudia la vida de los seres vivos.

La Célula: Es la unidad básica de todo los seres vivos, nace, crece se reproduce y muere. Capaz de multiplicar su tamaño microscópico.

Tiene diferentes formas: Estrellada, alargada, redonda, entre otras.

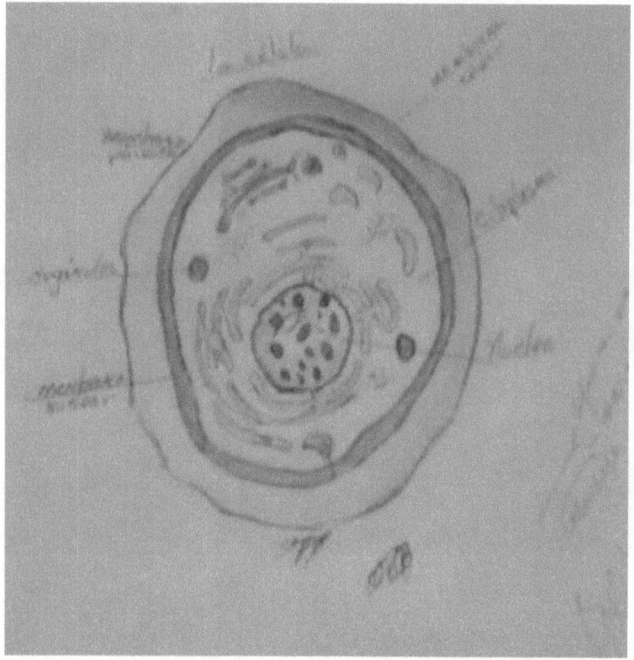

3.2 LA PIEL

La Piel es una capa fuerte, flexible y suave que protege el cuerpo. Se compone de varias capas externas e internas.

La dermis es una capa superficial que por ende esta siempre más expuesta a los embates del medio ambiente.

En la piel se encuentran las:

- Glándulas sudoríparas
- El pelo
- Glándulas Sebáceas
- Los uñas.

La función principal de la piel es proteger de golpes y sustancias dañinas al cuerpo, ayuda a mantener la temperatura del cuerpo por medio del sudor que limpia.

Recibe los estímulos externos como:

Dolor, color, frío y el tacto.

La piel masculina produce más secreción sebácea que la de la mujer. debido a mayor cantidad de andrógenos (hormona sexual masculina) por tanto, es más gruesa y grasosa que la femenina.

Los tipos de piel denominada blanda se encuentran principalmente en los parpados y en las zonas genitales.

La piel gruesa es la que se localizó en la planta de los pies y palma de las manos.

3.2.1 Deterioro de la piel

Las más comunes: el envejecimiento prematuro, resequedad o exceso de grasa.

Son debido mayormente a factores internos y externos factores externos: el exceso de sol, el abuso de jabones, muy alcalino.

Factores internos: principalmente una alimentación no saludable y otros factores como la droga, alcoholismo y los cigarrillos, el sol, el humo del tabaco y la contaminación pueden acelerar el proceso de envejecimiento o arrugas prematuras.

3.2.2 Clasificación de la Piel

Se divide en: Epidermis, dermis y panículo adiposo.

La Epidermis: Corresponde a la capa externa de la piel es la más gruesa compuesta por cuatro capas más.

La Dermis: Es la segunda capa, consta de dos capas más situadas debajo de la epidermis,

Panículo adiposo: Es la más profunda, situada debajo de la dermis.

La Piel refleja la salud.

La mayoría de las enfermedades de la piel son transmisibles, por lo que se debe tener cuidado, para evitar el riesgo de contagio del cliente y de la estilista.

3.2.3 Las enfermedades más comunes son:

Dermatitis: Puede producirse por sustancias químicas mediante síntomas alérgicos como: tintes, medicinas, etc.

La dermatitis, seborreica: Suele aparecer en el cuero cabelludo, cejas, lado de la nariz, orejas, parpados.

Herpes simple: Es una enfermedad infecciosa producida por virus, aparece principalmente en los labios.

3.2.4 LOS NERVIOS

La neurología: Es la ciencia que estudia la función y estructura de los nervios.

Los nervios: Son cordones blancos y largos formados por fibras que llevan impulsos desde el cerebro a todas partes del cuerpo.

Es considerado uno de los sistemas más importantes porque controla y dirige las funciones de los demás sistemas y permite que trabajen en armonía.

Se relaciona directamente con el cerebro, encéfalo y la medula espinal.

Es importante que se lean artículos relacionados con los nervios, porque el estado emocional del cliente se refleja en la piel y en el pelo.

Una alteración de los nervios puede reflejarse en una calvicie, exceso de caspa, grasa en el pelo, caída del pelo en menos proporción que una calvicie, entre otros síntomas importantes que pudieran servirnos para ayudar a la clienta en un momento emocionalmente difícil para ella o el.

CAPITULO IV

4.1 QUIMICA.

Ciencia que estudia la composición de las sustancias, sus propiedades y los métodos para obtenerlos.

Las sustancias que se utilizan en el salón de belleza son mezclas y combinaciones que dan como resultados:

Soluciones

- Sales
- Jabones
- Ácidos
- Bases
- Suspensiones entre otras.

Los productos de cosmetología en cada mezcla contienen como base la grasa o aceite tanto animal como vegetal. Las grasas se usan para lubricar y suavizar, están compuestas de carbono e hidrógeno.

El Agua: Es la sustancia más usada en el salón de belleza y está formada por dos elementos: Hidrógeno (H) y oxigeno (O) siendo su fórmula H2O

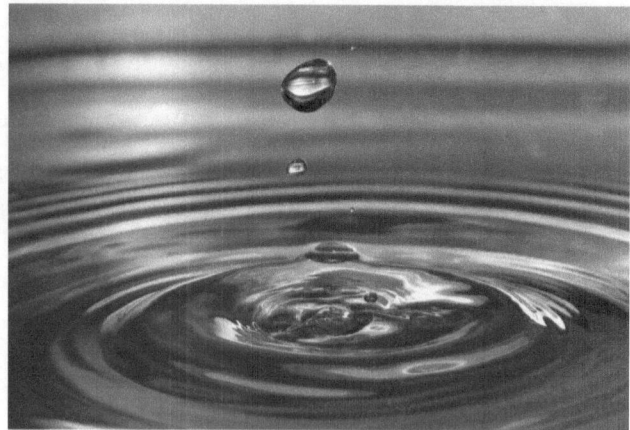

El agua gruesa: Es el agua salobre que a diferencia de la normal o común, no produce abundante espuma que dificulta el trabajo de la cosmetóloga.

El Rinse: Es un producto químico que luego que cumple su labor de suavizar, desenredar y dar brillo se debe retirar del pelo.

El desrizado Altamente alcalino se debe utilizar abundante agua simple para retirarlo completamente del cabello, luego de finalizado el proceso.

4.2 ELECTRICIDAD

Todo salón de belleza tiene como base principal para el desarrollo de su trabajo, el agua y la electricidad.

Por tanto es importante reseñar el cuidado que se debe tener al enchufar y desenchufar los aparatos eléctricos.

4.3 INGLES

Es imprescindible el aprendizaje de ciertas palabras en inglés para poder manejar eficientemente los aparatos eléctricos que utilizamos diariamente en el salón de belleza., por el hecho de que los equipos que usamos en su mayoría son de fabricación extranjera.

- Apagado   Off
- Encendido   On
- Caliente   Hot
- Frío   Cool
- Muy caliente   Very Hot

Estas palabras nos ayudaran a tener un manejo más eficiente, principalmente con los secadores profesionales ya que su fabricación es mayormente Americana.

4.4 COSAS QUE NO DEBEN HACERSE EN EL SALÓN DE BELLEZA:

- Jamás desenchufar los secadores, tenazas, etc., halándolos por el cordón o alambre.
- No manipular las extensiones, enchufes etc., con las manos mojadas.
- Se debe procurar una instalación eléctrica hecha por un experto con el propósito de protegerse y a su equipo de trabajo.

CAPITULO V

5.1 CORTE DE PELO

Aprender a cortar el pelo profesionalmente es un arte que requiere de mucha práctica y dedicación.

El corte marca la diferencia de lo que es una profesional acabado y un simple aprendiz.

5.1.1 UTENSILIOS A USAR

1. Tijera de corte y maquina (abejón)
2. Navaja
3. Peine
4. Capa de corte preferiblemente de tela impermeable
5. Gancho (mariposa) o pinza.

5.1.2 PASOS A SEGUIR PARA UN CORTE

1. Lavar la cabeza (el pelo debe estar siempre mojado)
2. Sentar al cliente correctamente.
3. Colocar la capa de adelante hacia atrás.
4. Tener pendiente el tipo de rostro del cliente
5. Dividir el pelo en secciones.
6. Sacar la línea guía (jamás perderla)
7. Paso final…. enjuagar y peinar o

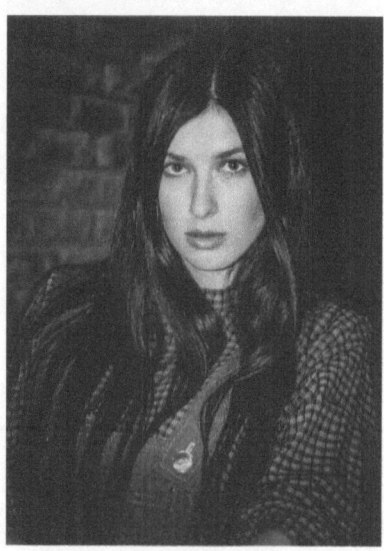

5.1.3. TÉCNICAS Y OBSERVACIONES PARA UN BUEN CORTE DE PELO:

Para efectuar un buen corte de hay que tener en cuenta las siguientes normas: – Cantidad de pelo y calidad.

- Forma de rostro.
- Tipo de vida del cliente.
- Característica (nariz, oreja y frente

5.1.4 CORTE PARA NIÑOS

- No debe ponerle capa, solo toalla.
- No debe sujetarlo
- No usar bata blanca
- Se debe inspirar confianza

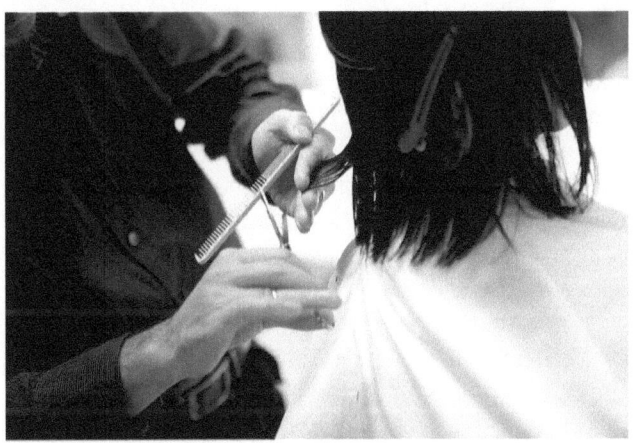

5.1.5 LAS DIFERENTES HERRAMIENTAS PARA EL CORTE

(Entorno facial).

- Tipo de cabello (grueso, fino, etc.). Definir el diseño antes de iniciar.
- Crecimiento del pelo o dirección (Remolino, etc.)
- Examinar el cuello (largo, ancho, corto, etc.)
- Uso de un buen equipo.

· Corte a navaja
· Con esquiladora (Abejón) y
· La tijera (el más usado)

La tijera del barbero de tamaño mayor, la pequeña para cortes más elaborados y la de entresacar, que sirve para quitar volumen, necesario en algunos tipos de cabelleras.

En caso de usar navaja o cualquier instrumento cortante debe manipularlo a la vista del cliente; **jamás usar una misma navaja con diferentes clientes**. Para evitar esos feos hongos que se forman alrededor del cuello de los caballeros y niños, entre otras enfermedades más graves.

5.2 DESRIZADO

Es un trabajo de mucho cuidado, requiere de mucha práctica, porque un error de la cosmetóloga puede tener como consecuencia la caída del pelo y quemaduras.

5.2.1 Los más comunes son:

- Alisado con peinilla caliente
  (Peine caliente)
- Alisado en crema
- Alisado en aceite

La peinilla caliente, cambia la estructura del pelo muy rizo a un rizo más suave o lacio; pero temporalmente, volviendo a su estado original cuando se moja o se humedece. En el año 1905 la Afro Americana; Madame C. J. Walter inventó esta forma de alisados..

El Alisado de Aceite: Su uso esta descontinuado porque su aplicación es muy complicada y de muchos riesgos.

El desrizado en Crema: Es el más común y más usado, de fácil aplicación, cambia la estructura del cabello rizo a lacio de forma permanente. Con este método o producto el pelo puede mojarse o humedecerse y no vuelve a su estado original.

Composición: Tiene como base aceite y acondicionador que permiten el menor daño

5.2.2 Los Desrizados se Clasifican en Suave, Regular y Súper.

En los años 50 ya habían desrizados comerciales que causaban menos daños que el que se preparaba domésticamente, el cual producía muchas quemaduras y caída del pelo. Su principal composición era lejía, orina, papas, manteca, etc.

5.2.3 Materiales y Equipos a Usar

- Peine De palito
- Mariposa - gancho o pinza grande
- Guante de goma
- Alisado manufacturado
- Vaselina (cubrir la oreja y frente)
- Capa Plástica
- Neutralizante
- Shampoo y Rinse
- Tratamiento.

5.2.4 Pasos a Seguir

- Examinar el cuero cabelludo si no está sano no continuar el proceso.
- Dividir el pelo de 4 a 10 secciones. - Lea las instrucciones de todos los productos.
- El pelo debe estar sucio por que le sirve la grasa de protección natural al cuero cabelludo.
- Debe aplicarse con guantes.
- Se debe iniciar por la nuca (por la resistencia)
- Dejarlo actuar de acuerdo a las instrucciones.
- Enjuagar con abundante agua.
- Aplicar el neutralizante
- Aplicar tratamiento.
- Revise, se debe secar bien
- Peine y enrole.

5.2.5 RET OQUE DESRIZADO

Se siguen los mismos pasos, excepto que la crema alisadora solo se aplica en el nuevo

5.2.5 Peinado

Llamemos peinado al arte de crear mediante ideas, equipos y productos una apariencia armónica y elegante a cada cliente.

El peinado es creación, su facilitador o entrenador puede señalarles todas las formas que conozca, pero si el estudiante no tiene ideas para crear de acuerdo al físico del cliente nunca será un buen estilista.

Es aconsejable que el estilista observe a su cliente antes de mojarle el pelo para que pueda escoger el mejor estilo, para ella, de esa manera tiene la oportunidad de crear algo personal y exclusivo.

Los peinados se dividen en sueltos y recogidos.

PASOS BÁSICOS PARA PEINAR

- Acomodar al cliente
- Revisar el Pelo
- Cerciorarse de la ocasión en que se va a

5.2.6 Tomar en Cuenta estos detalles

- Edad del cliente - Grosor y altura
- Moda de actuar
- Tipo de pelo
- Tipo de cara
- Gusto del cliente
- Peine y enrole.

PASOS BÁSICOS PARA PEINAR

- Acomodar al cliente
- Revisar el pelo.
- Cerciorarse de la ocasión en que se va a lucir El peinado.

TOMAR EN CUENTA ESTOS DETALLES

- Edad del cliente
- Grosor y altura
- Modo de actuar
- Tipo de cara
- Gusto del cliente.

5.3 ELABORACIÓN DEL PEINADO

Para elaborar un buen peinado al igual que el corte de pelo se debe tener en cuenta lo siguiente: Tipo de rostro y Pelo.

Cuadrado: Volumen a los lados de la frente, rizado, onda suave.

Rectangular: Volumen cerca de la oreja.

Redondo: Volumen en la parte coronilla y el área (cuello).

Triangular: Frente más ancha que la barbilla, debe cubrir ambos lado de la frente.

Ovalado: Rostro perfecto, puede elegir el estilo que le guste.

5.4 LOS TINTES

Son productos químicos que por medio de técnicas de aplicación producen cambios de color en el pelo de forma permanente o temporal.

Los permanentes: Contienen diferentes composiciones químicas, se derivan de anilina llamados también tintes sintético- orgánicos.

Aparecen en el mercado en diferentes presentaciones como: Tintes jabonosos - en crema - metálicos o minerales.

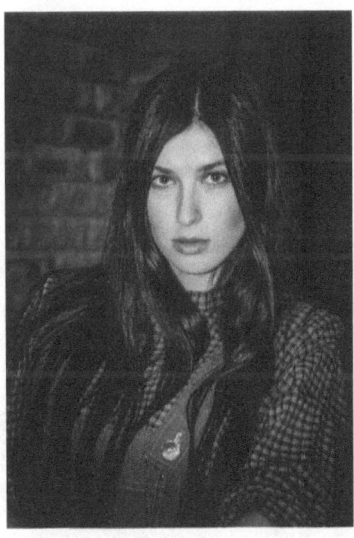

5.4.1 CLASES DE TIÑIDOS

- Permanente
- Semi permanente

- Temporal

El permanente se conserva en el cabello hasta que este se corta o, se cambia el color por otro proceso igual o por medio de la decoloración.

Este tipo de tinte se utiliza para encubrir las canas, cambiar completamente el color o para lograr oscurecer un matiz ya existente.

TEÑIDOS SEMI-PERMANENTE

No requiere peróxido y se desvanece naturalmente, conservando el color hasta después de 5 o más lavadas con shampoo, siendo su aplicación muy fácil.

5.4.2 Teñidos Temporales

No tiene efecto duradero, se destiñen lavándolo con shampoo, resiste una o dos lavadas.

Se emplean para intensidad el color natural, añaden reflejos y para eliminar los matices amarillentos de cabello blanco y del gris.

Existen tres tipos:

1. Para dar brillo (shampoo)
2. Enjuague
3. Polvos, Lápices, crema y rocíos

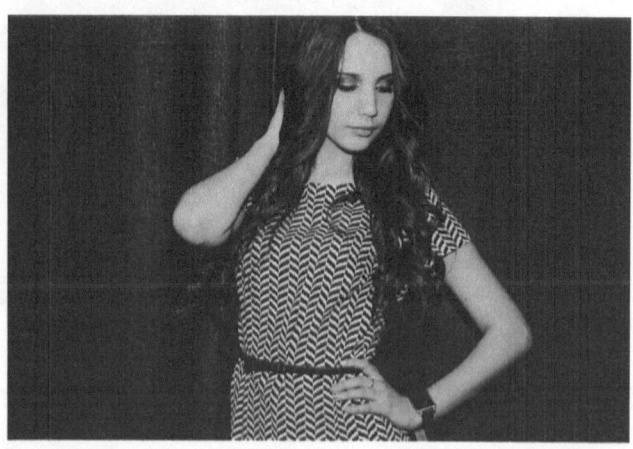

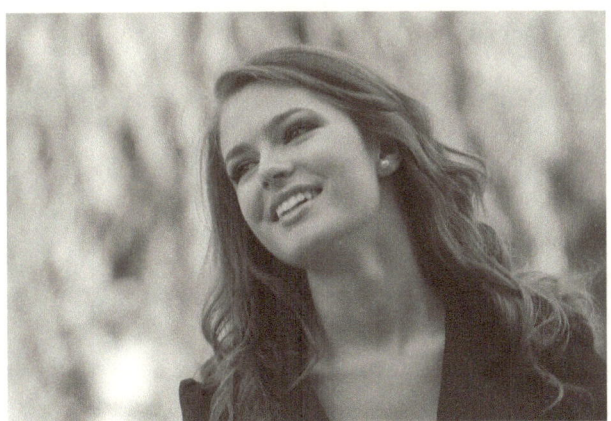

5.4.3 PRUEBA DE TOLERANCIA

Se lava una sección pequeña del tamaño de una moneda detrás de la oreja, o en el brazo, se hace una mezcla de tinte con peróxido de 20 volúmenes.

Se aplica durante 24 horas un día, si no aparece enrojecimiento, picazón, inflamación o súper sensibilidad, se procede a aplicar el producto..

5.4.4 RETOQUE DE TINTE

Se debe aplicar la crema solo en el crecimiento, se deja por unos 20 minutos. Se procede a aplicar el resto del producto en la punta completando los (30 a 45 minutos) para que quede uniforme y dé brillo a las puntas.

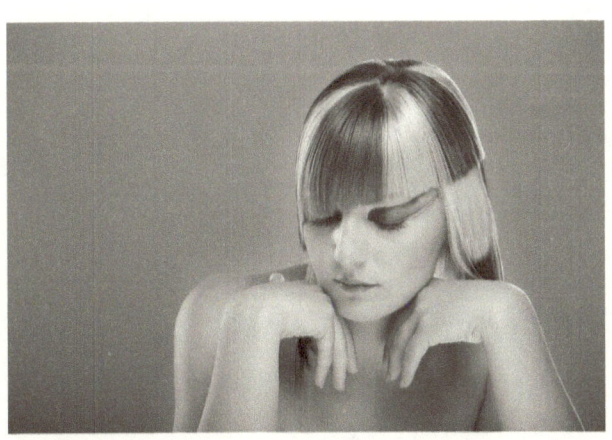

5.5 DECOLORACIÓN

La decoloración es el proceso por el cual eliminamos color, mediante la eliminación parcial o total del pigmento o melanina natural de la hebra.

5.5.1 Los T ipos más Comunes de

Decolorantes:

Se clasifican en:

- Decolorante neutral (cabello normal)
- Decolorante en aceite: remueve el pigmento y añade color o tono al pelo
- Decolorante en polvo: acción rápida para cabello difícil de aclarar, es el más usado.
- Decolorante en crema: es más fácil de aplicar, es más consistente, se diluye menos por consiguiente facilita el trabajo.

5.5.2 Utensilio y Materiales

- Decolorante
- Peroxido
- Vasija (no de metal)
- Shampoo
- Toalla
- Escobilla
- Algodón
- Capa
- Guante
- Pinilla
- Mariposa
- Gorro plástico
- Rinse

5.3.3 TARJETA DE RECORD

Esta tarjeta se utiliza para llevar un control sobre su cliente: color y combinaciones que eligió, fecha y datos de interés.

5.6 MASAJE CORPORAL

Es la manipulación externa de cualquier parte del cuerpo con aparatos eléctricos o con las manos para dominar esta técnica del masaje se requiere conocimiento de anatomía y fisiología.

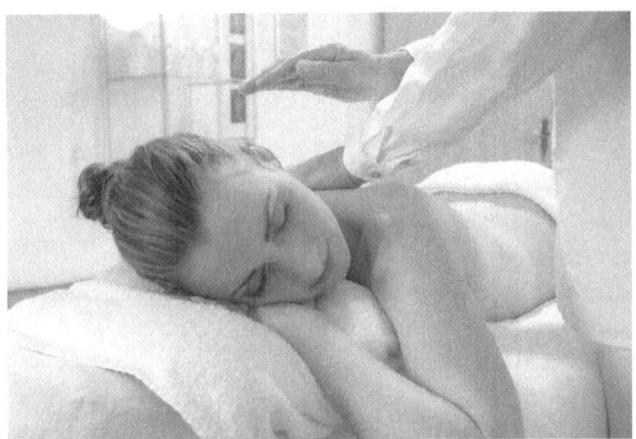

Los nombres más comunes de los masajes son:

Fricción: Movimiento de frotación profunda.

Percusión: Palmadas, manotadas y golpecitos leves con los dedos, este es uno de las manitas más estimulantes.

Alfleurage ó (Razonamiento): Manitos de roces leves y toques suaves.

Percusión: palmadas, manotadas y golpecitos leves con los dedos, este es uno de los momentos más estimulantes.

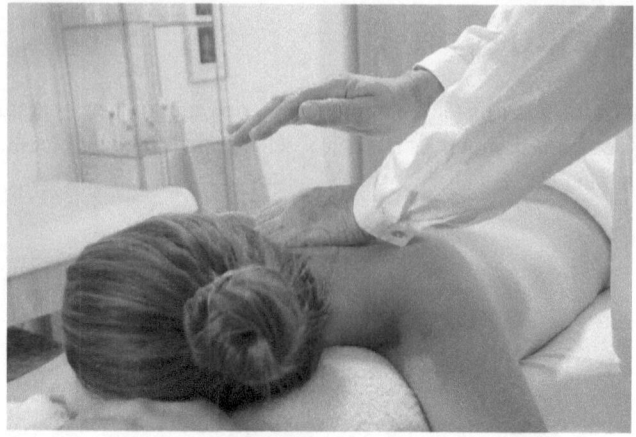

Alfleurage o Rozamiento: Movimientos de roces leves y toques suaves.

5.6.1 Los efectos del Masaje Corporal

- La piel se toma suave y flexible
- Las glándulas son estimulados
- Fortalece las fibras musculares y los estimulan.
- Aumento de la Circulación de la sangre
- Calmar en algunos casos el dolor.
- Reducir de pelos
- Acción relajantes.

Usos del Vibrador

- El Vibrador: tiene diferentes formas de uso el masaje facial, corporal.

El masaje significa amasar. La velocidad del masaje depende hasta cierto punto del área que se esté tratando.

La duración de cualquier tipo de masaje depende de:

Área a tratar, velocidad de los movimiento, edad, constitución del individuo.

Los movimientos deben ser siempre de abajo hacia arriba de forma ascendente, se debe comenzar por los pies; para lograr fortalecer los músculos y activar la circulación de la sangre.

Los músculos lizo que solo se encuentran en el vientre, suele dolerles los masajes en cualquier dirección.

5.6.2 La Celulitis

Es una sustancia compuesta de grasas agua y toxina que va quedando atrapado debajo de lo piel produciendo a esta apariencia de la piel de naranja fea y blanda.

COMO TRATARLA

- Debemos alimentarnos de forma sana.
- Evitar los embutidos.
- Evitar las grasas saturadas.
- Exceso de sazón en la comidas.
- Hacer ejercicios
- Darse masaje corporal y tomar mucha agua.

5.7 LIMPIEZA FACIAL

Es un tratamiento de belleza que permite a la piel de la cara lucir, limpia, tersa y suave.

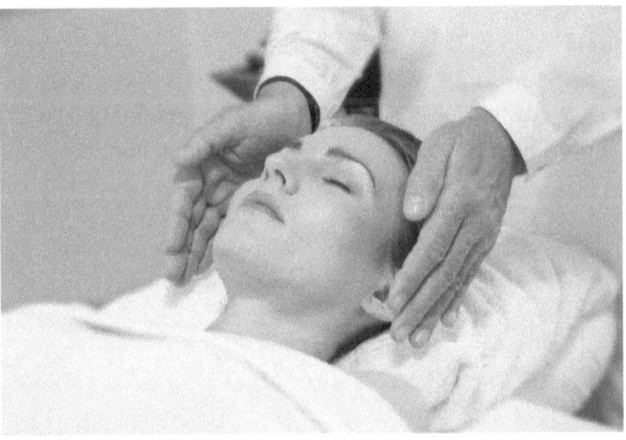

Los objetivos del masaje facial son:

- Limpiar, estimular y alimentar la piel.
- Calma y recrea la piel.

- Fortalecer los músculos.
- Evita la formación de arrugas prematuras.
- Descansar la vista y los nervios.
- Ayuda a conservar textura juvenil de la piel.

Materiales a usar:

- Crema limpiadora y nutritiva
- Loción astringente.
- Toalla preferiblemente blanca.
- Algodón cortado en trozo.
- Espátula
- Polvo o talco, alcohol.
- Pinza para depilar las cejas.
- Mascarilla.
- Venda o pañoletas para el pelo.

Instrumentos Eléctricos

- Lupa:

Nos facilita ver claramente las impurezas que a simple vista no se ven.

- El Vaporizador:

Nos proporciona ayuda, ya que por medio del vapor logramos que las extracciones de las espinillas u otras impurezas del rostro se nos faciliten porque el vaporizador abre los poros.

CONCLUSION

El propósito de este trabajo es enseñarte una de las profesiones más lucrativas del mercado. Espero con este manual haberte orientado con los aspectos y técnicas imprescindibles y necesarias para dar un buen servicio, estar actualizado e insertarse al mundo laboral.

El salón de belleza no es solamente para poner hermosa /o a los clientes, sino, que además de salir hermosa debe salir relajada, tranquila y con su estima elevada. Esto es lo que garantiza el éxito de cada cosmetóloga.

Aprender es descubrir lo que ya sabemos....

Hacer es demostrar lo que sabemos...

(Richard Basch)

Enero del 2007
Santo Domingo, Rep. Dom.

BIBLIOGRAFÍA

Belleza básicas profesional.
Profesora Leonor Rosado.
Academia de belleza. Santo Domingo República Dominicana

Cosmetologia y Estética:
Dra Focefina Martínez. Academia de belleza miss key

Cosmetologia y Estetica
Pivot poit internacional.

SOBRE EL AUTOR

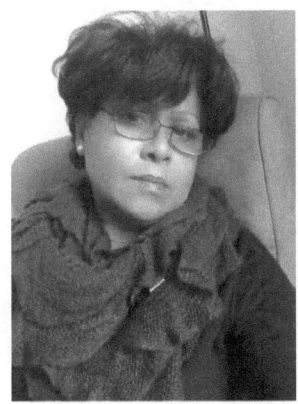

Felicia Beltre.

Estudie cosmetologia y estética, en la academia Miss Key.

Propietaria por 22 años, lo que despertó el interés por escribir este manual de belleza.

Estudie Psicología Clinica, universidad 0&m Sto Dgo.Rep Dominicana.

Félix Evarito.Majisterio.

Desempeñe como profesora de Belleza. En la escuela de capacitación laborar, Concepción Bona.